Herausgeber:
Akademie für Gefäßkrankheiten e. V.
Prof. Dr. med. C. Diehm
Medizinische Klinik im Rehabilitationskrankenhaus
Karlsbad-Langensteinbach
Guttmannstraße 1, 76307 Karlsbad

Redaktion: Dr. med. Christian Ebenezer

Durchblutung ist Leben

Hilfe bei Schwindel, Kopfschmerz, Ohrensausen, Gedächtnisschwäche

© by Dr. Dietrich Steinkopff Verlag, Darmstadt, 1994
Printed in Germany

Gestaltung: Kommunikation & Design G. Mohr, Budenheim b. Mainz
Gedruckt auf säurefreiem Papier
ISBN 3-7985-0987-5

Inhaltsverzeichnis

Die Veränderung der Lebensumstände in den vergangenen Jahrzehnten hat zu einer alarmierenden Zunahme der arteriosklerotischen Gefäßleiden in unserer modernen Gesellschaft geführt. Bei den Todesursachen liegen die Herz-Kreislauf-Erkrankungen in Deutschland und den anderen westlichen Industrienationen weit an der Spitze. Die Behandlung der Folgekrankheiten von Gefäßverschlüssen verschlingt jährlich große Teile des Gesundheitsbudgets der gesetzlichen Krankenkassen. Daher ist die Suche nach neuen Wegen zur Bekämpfung der arteriosklerotischen Gefäßleiden dringend geboten. Die heutige vorwiegend lindernde Medizin durch eine vorbeugende Medizin zu erweitern, ist eine der großen gesundheitspolitischen Aufgaben der Gegenwart. Dabei muß der Mensch wieder ganz in den Mittelpunkt der Überlegungen gerückt werden. Nur wenn die Menschen die Zusammenhänge der Naturprozesse in Umwelt und menschlichem Organismus verstehen, können sie sich harmonisch zu ihnen verhalten. Zur Förderung dieses ganzheitlichen Verständnisses möge dieses Buch einen kleinen Beitrag leisten.

Prof. Dr. med. C. Diehm
Akademie für Gefäßkrankheiten, Karlsbad

I Ursachen und Behandlung von Durchblutungsstörungen

Jeder kann betroffen sein

Viele Krankheiten werden durch Durchblutungsstörungen hervorgerufen. Früher oder später kann jeder betroffen sein und unter Beschwerden leiden, die durch Mangeldurchblutung eines Organes verursacht sind. Viele Volkskrankheiten von heute sind Durchblutungsstörungen. Die wohl bekanntesten sind der Herzinfarkt und der Schlaganfall. Ca. 50 % aller Todesfälle in der Bundesrepublik Deutschland sind auf eine Herz-Kreislauf-Erkrankung zurückzuführen. Davon sind der überwiegende Teil Durchblutungsstörungen. Daneben gibt es aber auch viele mehr oder weniger bekannte Krankheiten, hinter denen sich Durchblutungsstörungen verbergen.

Durchblutungskrankheiten sind in der Regel chronische Krankheiten. Ist man erst einmal daran erkrankt, muß man häufig lernen, mit dem Leiden zu leben. Oft bedeutet dies eine eingeschränkte körperliche Leistungsfähigkeit. In bestimmten Fällen muß man sich aber auch bewußt vor Überforderung schützen, damit das betroffene Organ, z. B. das Herz, nicht in einen Durchblutungsmangel gerät.

Dieses Büchlein soll die Hintergründe der Durchblutungskrankheiten verständlich erklären und die Behandlungsmöglichkeiten aufzeigen.

Lebenselement Blut

Der Mensch als hochentwickeltes Lebewesen besitzt im Blutkreislauf ein Transportsystem, das für die Aufrechterhaltung seiner biologischen Funktionen unerläßliche Voraussetzung ist. Alle Organe benötigen eine optimale Durchblutung, um ihre lebenswichtigen Funktionen fehlerfrei und zuverlässig zu erfüllen. An erster Stelle sind die Blutgase Sauerstoff und Kohlendioxid zu nennen. Weiterhin nimmt das Blut im Darm energiereiche Stoffe auf und befördert sie zu den Orten im Organismus, an denen sie verarbeitet werden. Stoffwechselprodukte werden zu den Ausscheidungsorganen gebracht. Ebenfalls wichtig ist der Stofftransport im Dienste des Wasser- und Salzhaushalts. Im Blut werden weiterhin die Hormone und die Abwehrkörper befördert.

Von besonderer Bedeutung ist der Kreislauf des Blutes für die Energiegewinnung aller Zellen. In der Lunge wird das Blut mit Sauerstoff beladen und dann vom Herzen über die Schlagadern in den Körper gepumpt. Über die Venen fließt das mit Kohlendioxid beladene „verbrauchte" Blut wieder zurück zum Herzen und zur Lunge (Abb. 1). Der Kreislauf des Blutes beginnt von neuem.

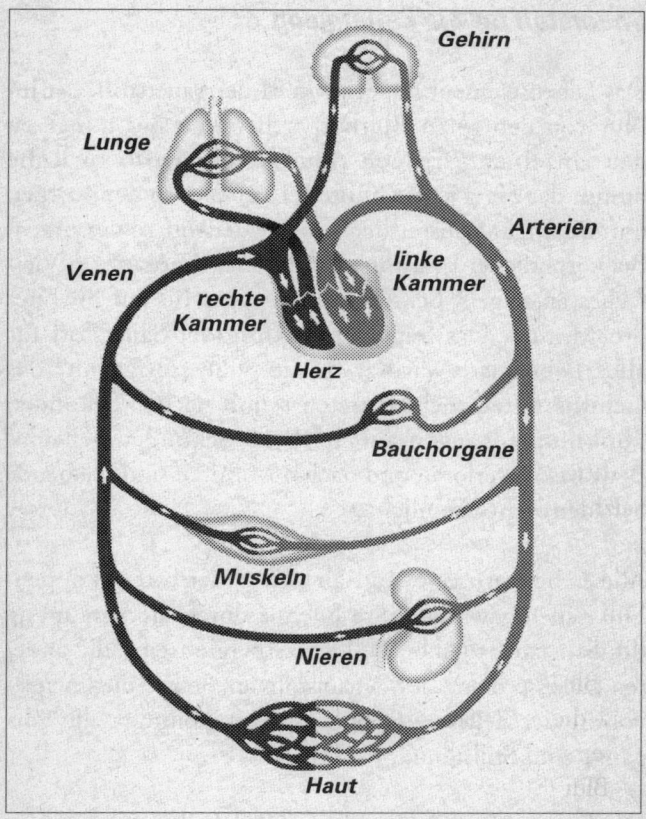

Abb. 1: Kreislauf des Blutes im menschlichen Organismus: rechte Herzkammer, Abatmen von Kohlendioxid und Aufnahme von Sauerstoff in der Lunge, linke Herzkammer, Verteilung des sauerstoffreichen Blutes über die Schlagadern im ganzen Organismus, Abgabe von Sauerstoff an das Gewebe und Aufnahme von Kohlendioxid in den Versorgungsgefäßen, Rückfluß über die Venen zur rechten Herzkammer.

Sauerstoff für die Zellatmung

Das Lebenselement schlechthin ist der Sauerstoff, der im Blut von den roten Blutkörperchen von der Lunge zu den einzelnen Organen transportiert wird. In Ruhe pumpt das Herz jede Minute 5 Liter Blut in den Körper, um die Organe ausreichend mit Sauerstoff zu versorgen. Bei körperlicher Belastung kann dieser Wert auf ein Vielfaches ansteigen, bei Trainierten sogar bis auf 30 Liter pro Minute. Das zeigt, wie wichtig der Sauerstoff für alles Leben ist. Wird z. B. die Sauerstoffzufuhr des Gehirns unterbrochen, treten schon nach 5 Sekunden Funktionsstörungen auf, nach 15 Sekunden geht das Bewußtsein verloren und nach 3 Minuten sind bleibende Schäden wahrscheinlich.

Alle Lebensprozesse sind an den Sauerstoff gekoppelt. Die Zellen gewinnen ihre Energie durch die Veratmung des Sauerstoffs (Abb. 2). Diese Energie treibt alle anderen Lebensprozesse des Organismus an. Sobald die Energievorräte der Zellen aufgebraucht sind, kommen alle Vorgänge zum Stillstand.

Die Sauerstoffträger im Blut, die roten Blutkörperchen, bilden neben dem Blutserum den Hauptbestandteil des Blutes. In der kleinen Menge von 1 Mikroliter Blut (1 mm³) sind ungefähr 4,5 bis 5 Millionen rote Blutkörperchen enthalten. In den Versorgungsgefäßen geben die

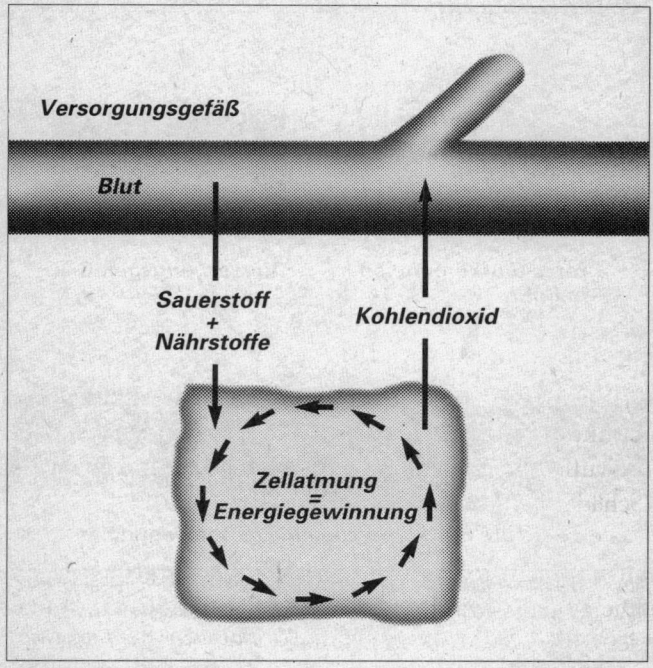

Abb. 2: Die Zellen gewinnen die Energie durch Veratmung des vom Blut antransportierten Sauerstoffs. Das Abgas Kohlendioxid wird an das Blut zurückgegeben.

roten Blutkörperchen den Sauerstoff an die Gewebe ab und nehmen gleichzeitig Kohlendioxid, das „Abgas" des Zellstoffwechsels, auf. Die roten Blutkörperchen sind in höchstem Maße verformbar. So können sie durch alle Engstellen und die kleinsten Gefäße, die kleiner sind als

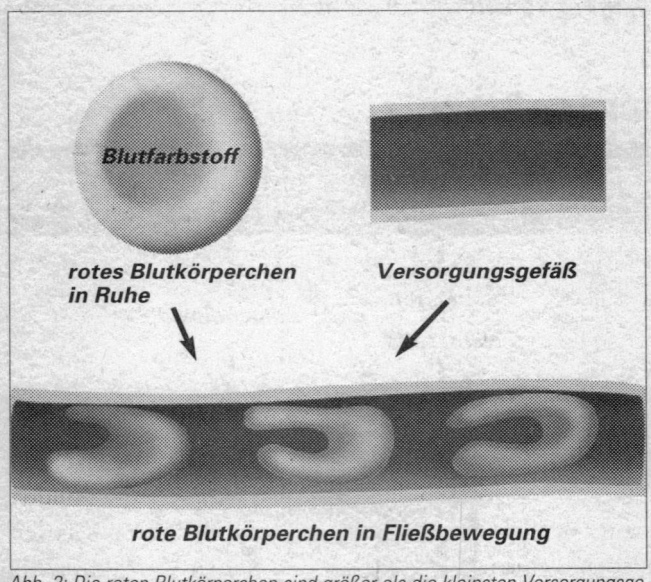

Abb. 3: Die roten Blutkörperchen sind größer als die kleinsten Versorgungsgefäße. Nur wenn sie auf das Höchste verformbar sind, können sie wie ein flinker Fisch durch die Versorgungsgefäße fließen und den Sauerstoff abgeben.

sie selbst, hindurchfließen. Nur wenn sie sich wie ein flinker Fisch bewegen, können die roten Blutkörperchen den Sauerstoff im Gewebe abgeben (Abb. 3).

Wenn das Blut nicht mehr fließt

Die Verstopfung einer Schlagader (Arterie) behindert früher oder später den Blutstrom. Meist ist eine Gefäßverkalkung, eine Arteriosklerose, die Ursache für eine Arterienverstopfung. Ähnlich wie bei einem Verkehrsstau die Fahrbahn, sind die Schlagadern durch Kalkablagerungen so stark eingeengt, daß nur noch wenige Fahrzeuge bzw. rote Blutkörperchen hindurch können.

Ein großes Problem bei Durchblutungsstörungen ist, daß das Blut in den kleinen Versorgungsgefäßen sehr zäh wird und verklumpt. Die roten Blutkörperchen werden hart und steif und können in diesem Zustand keinen Sauerstoff abgeben. Mit großen Eiweißmolekülen bilden sie schließlich dicke Klumpen, die an den Gefäßwänden kleben bleiben. Oft fließt das Blut in den Versorgungsgefäßen dann nur noch ganz stockend, sozusagen schrittweise oder bleibt sogar ganz stehen.

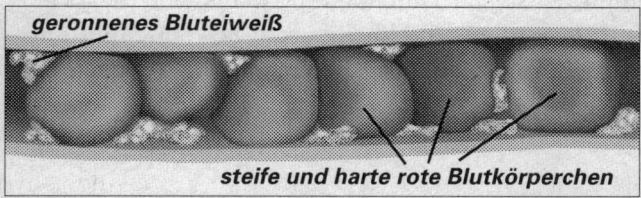

geronnenes Bluteiweiß

steife und harte rote Blutkörperchen

Abb. 4: Bei Durchblutungsstörungen werden die roten Blutkörperchen hart und steif. In diesem Zustand können sie keinen Sauerstoff abgeben. Mit großen Eiweißmolekülen bilden sie schließlich dicke Klumpen, die an den Gefäßwänden kleben bleiben.

Sobald das Blut steht, erhält das Gewebe keinen Sauerstoff und keine Nährstoffe mehr. Die Zellatmung ist dann blockiert. Im schlimmsten Fall kommt es sogar zum Gewebstod, wenn ganze Gefäße vollständig verschlossen sind. Oberstes Gebot ist daher: Das Blut muß immer in fließender Bewegung gehalten werden!

Eine Krankheit, viele Beschwerden

Viele Menschen leiden an einer Durchblutungskrankheit, ohne es zu wissen. Je nach dem, ob z. B. das Herz, das Gehirn, ein Sinnesorgan oder die Gliedmaßen von der Mangeldurchblutung betroffen sind, können die Beschwerden vollkommen verschieden sein. Abbildung 5 zeigt die großen Schlagadern, durch die das Blut vom Herzen zu den Organen gepumpt wird. Sind sie verstopft, entstehen Durchblutungskrankheiten. Tabelle 1 enthält häufige Krankheiten, die bei Durchblutungsstörungen infolge Schlagaderverstopfung auftreten können.

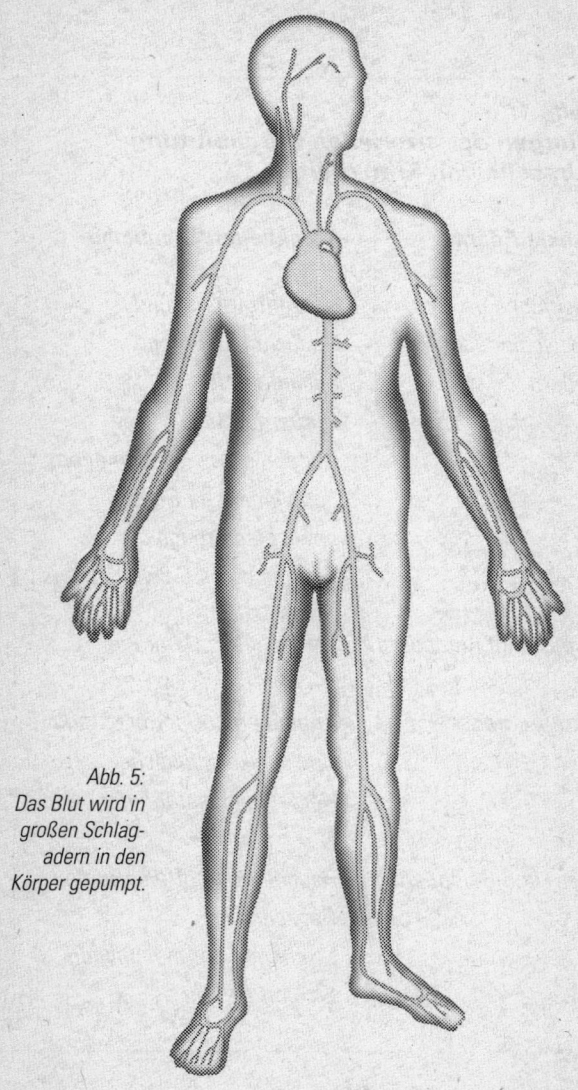

Abb. 5:
Das Blut wird in
großen Schlag-
adern in den
Körper gepumpt.

Tabelle 1:
Störungen der arteriellen Durchblutung
als Ursache von Krankheiten

Erkrankte Adern	Krankheiten/Symptome
Halsschlagadern, Nackenschlagadern, Hirnadern	Konzentrations- und Gedächtnisstörungen Schlaganfall Ohrgeräusche Abnahme des Hörvermögens Schwindel und Gleich-gewichtsstörungen Abnahme des Sehvermögens
Hirnhaut- und Kopfadern	Kopfschmerz, Migräne
Herzkranzgefäße	Angina pectoris, Herzinfarkt Herzmuskelschwäche Herzrhythmusstörungen
Becken- und Beinadern	Raucherbein, offene Beine, Gehschmerz Störungen der männlichen Sexualfunktion

Ursachen bekämpfen, Gefäßgifte meiden

Auch für die Durchblutungskrankheiten gilt: Ursachen bekämpfen und Entstehung der Krankheit verhindern ist besser als jede Therapie. In über 90 Prozent der Fälle von Mangeldurchblutungen ist die Ursache eine Arteriosklerose (Arterienverkalkung). Diese Erkrankung der Arterien ist besonders heimtückisch, weil sie über viele Jahre unentdeckt langsam voranschreitet und im Prinzip alle Arterien mehr oder weniger befällt. Man sagt daher auch: die Arteriosklerose ist eine generalisierte, chronisch progrediente Erkrankung.

Die Arteriosklerose wird durch eine Schädigung der inneren Zellschicht der Arterienwand (Endothel) ausgelöst. Zu einer Schädigung des Endothels kommt es, wenn auf die Zellen der inneren Arterienwand ständig Gefäßgifte einwirken. Die bedeutendsten Gefäßgifte sind: Nikotin und andere Stoffe im Tabakrauch, dauerhaft überhöhter Blutzucker, dauerhaft überhöhtes Fett und Cholesterin im Blut, dauerhaft erhöhter Blutdruck.

Durch die dauernde Einwirkung der Gefäßgifte wird zuerst die Zellmembran[1] der Arterieninnenschicht in Mitleidenschaft gezogen. Die Störung in den Membranen führt zu einem ungeregelten Stoffeinstrom in die

[1] Zellmembran: Aus spezifischen Fetten bestehende Außenhaut der Zellen und Blutkörperchen.

GEFÄSSGIFTE

Nikotin

a)

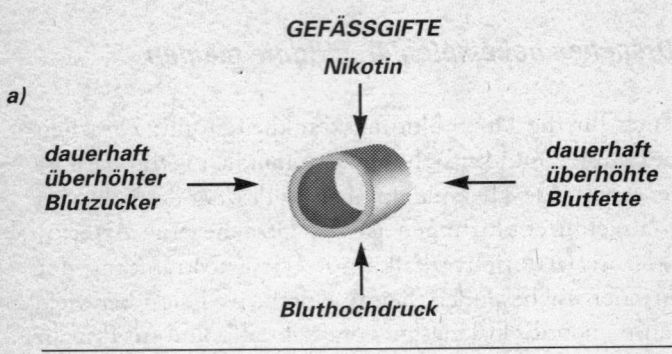

dauerhaft überhöhter Blutzucker → ← **dauerhaft überhöhte Blutfette**

Bluthochdruck

b)

Normal   Schwellung   Entzündung   Vernarbung
                        Blutgerinnung   Kalkablagerung

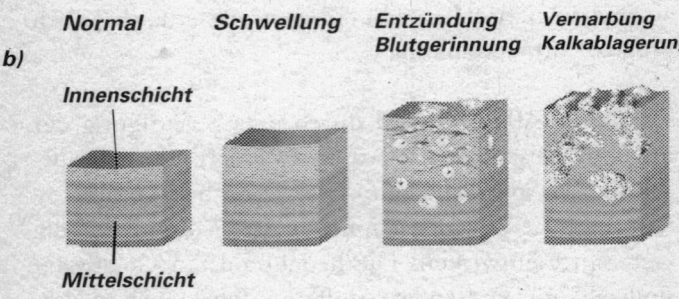

Innenschicht

Mittelschicht

c)

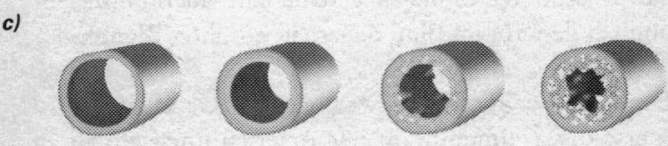

Abb. 6: Entstehung der Arteriosklerose: a) Gefäßgifte schädigen die innere Zellschicht der Arterien; b) die Folge sind Entzündungen, Blutgerinnung, Vernarbung und Kalkeinlagerung in die Arterienwand; c) bei fortgeschrittenem Verschluß treten erste Beschwerden auf.

Arterienzellen und zu einer Zellschwellung. Später lagern sich fetthaltige Eiweiße und das Gerinnungseiweiß Fibrinogen in der Gefäßinnenschicht ab. Dies führt zu einer Entzündung in der Arterienwand mit starkem Wachstum von Bindegewebs- und glatten Muskelzellen. Der Krankheitsprozeß unterhält sich jetzt selbst, weil sich an der vernarbten Innenschicht Blutplättchen ablagern und das Blut gerinnt. Diese Reize stoßen neue Entzündungsreaktionen und Narbenbildungen an. Im weiteren Verlauf kommt es dann auch zu Kalkeinlagerungen. Wirken die Gefäßgifte weiter auf die Arterien, schreitet der Arterioskleroseprozeß unaufhaltsam voran und verschließt die Gefäße mehr und mehr. Wenn der Blutstrom stark behindert wird, treten die ersten Symptome der Mangeldurchblutung auf.

Wichtig ist es daher, die Ursachen für die Arteriosklerose zu bekämpfen, damit Durchblutungsstörungen gar nicht erst entstehen bzw. der Krankheitsprozeß zum Stillstand gebracht wird. Der einzelne Mensch kann sehr viel für seine Gefäße tun, indem er bei seiner Lebensführung und Ernährung einige Grundregeln beachtet. Die wichtigsten sind im folgenden aufgeführt:

Zunächst sollte auf eine ausgewogene Ernährung mit viel Gemüse und Obst geachtet werden; sie ist der einfachste Weg, das Normalgewicht zu halten oder anzustreben. Zwei Liter Flüssigkeit sollten nach Möglichkeit pro Tag aufgenommen werden, aber gezuckerte Getränke sind zu vermeiden.

Bewegung ist die beste Medizin. Der Körper soll auf sanfte Weise in Schwung kommen. Es empfiehlt sich, langsam zu beginnen. Täglich ein paar Minuten Spazierengehen oder Dauerlaufen tut besonders gut.

Streß und alles, was Körper und Gesundheit überfordert, sollten unbedingt vermieden werden. Die meisten Probleme erweisen sich hinterher sowieso als halb so schlimm; Gewaltakte schaden dem Körper mehr als daß sie nutzen.

Ungesundes aufgeben! Gerade beim Rauchen muß man unbedingt streng mit sich selbst sein. Zigaretten enthalten neben Nikotin noch rund 3000 weitere Gefäßgifte.

Der Arzt sollte Blutdruck und Blutfettwerte regelmäßig kontrollieren.

Besonders wichtig ist: Veränderungen und neue Beschwerden sollten unbedingt ausführlich dem Arzt berichtet werden. Gehen Sie bei Schmerzen in der Brust sofort in die Praxis.

Diabetiker sollten die Grundregeln besonders streng einhalten.

Mit Hilfe dieser Grundregeln lassen sich die schädigenden Einflüsse der bedeutenden Gefäßgifte am besten vermeiden und Alarmzeichen des Körpers früh feststellen. Im günstigsten Fall kommt die Arteriosklerose sogar zum Stillstand, und die Adern entwickeln sich vollkommen normal entsprechend dem Alter.

Das Blut flüssig halten

Wird der Blutstrom in einer Ader durch eine Arterienverkalkung stark behindert, so gibt es, neben den oben genannten Grundregeln zur Lebensführung, zwei Behandlungsmöglichkeiten, die Blutversorgung des Gewebes zu verbessern. Zum einen können die eingeengten Adern heute in vielen Fällen mit modernen Methoden wieder geöffnet oder durch einen Bypass[2] die Gefäßenge umgangen werden. Zum anderen können der gestörte Blutfluß in den kleinsten Versorgungsgefäßen des Gewebes und die Sauerstoffabgabe an die Zellen mit durchblutungsfördernden Arzneimitteln gebessert werden.

Damit bei einer arteriellen Verschlußkrankheit der Blutstrom in den kleinen Versorgungsgefäßen nicht ins Stocken gerät und zum Stillstand kommt, gilt als oberstes Therapieziel: das Blut muß vor Klumpenbildung und Gerinnung und die roten Blutkörperchen vor Ver-

[2] Bypass: Einsetzen einer körpereigenen Vene oder einer Kunststoffprothese als Gefäßüberbrückung.

steifung geschützt werden. Diese Gefahr ist bei einer Adernverstopfung besonders groß, weil das Blut nur noch langsam fließt. Sickert das Blut aber sozusagen wie ein Rinnsal nur noch vor sich hin, so wird es paradoxerweise immer dickflüssiger und zäher. Die weichen und äußerst geschmeidigen roten Blutkörperchen werden wie harte Kugeln und verkeilen sich in den Versorgungsgefäßen, vor allem wenn der Sauerstoffmangel zu einer Übersäuerung des Gewebes führt.

Nur im Fließen kann das Blut den Sauerstoff für die Zellatmung auch tatsächlich abgeben. Deshalb ist es so wichtig, daß das Blut nie zum Stillstand kommt. Die Behandlung muß das Blut demnach fließfähiger machen. Eine derartige Therapie zur Verbesserung der Fließeigenschaften des Blutes wird in der medizinischen Fachsprache als „hämorheologische Therapie"[3] bezeichnet.

Um das bei Durchblutungskrankheiten zähe Blut wieder fließfähiger zu machen, werden spezifische Arzneimittel verabreicht, die die roten Blutkörperchen geschmeidiger machen. Wenn das Blut, wie bei Arterienverkalkung, nur noch langsam fließt und saure Stoffwechselendprodukte die roten Blutkörperchen schädigen, schützen diese Arz-

---

[3] Hämorheologie: Die Lehre von den Fließeigenschaften des Blutes.

neimittel die roten Blutkörperchen vor Versteifung und Verklumpung. Sie können so durch die kleinsten Versorgungsgefäße schwimmen und den Sauerstoff an die Gewebszellen abgeben. Auch der Aderlaß entfaltet seine heilende Wirkung über eine Verbesserung der Fließfähigkeit des Blutes. Besonders günstig für die Durchblutung wirkt sich aus, wenn beide Behandlungen, Arzneimittel und Aderlaß, zusammen eingesetzt werden.

Verstopfte Gefäße wieder öffnen

In vielen Fällen, in denen der Verschluß einer großen Schlagader den Blutstrom stark behindert, kann heute mit einer Wiedereröffnung des betroffenen Gefäßes geholfen werden. Hierfür stehen grundsätzlich drei Verfahren zur Auswahl, die in jedem Kranheitsfall individuell ausgewählt werden müssen:

a) Aufdehnen des Gefäßes an der Verkalkungsstelle,

b) Herausoperieren der abgelagerten Verkalkungen,

c) Umgehen der Verstopfung durch einen Bypass.

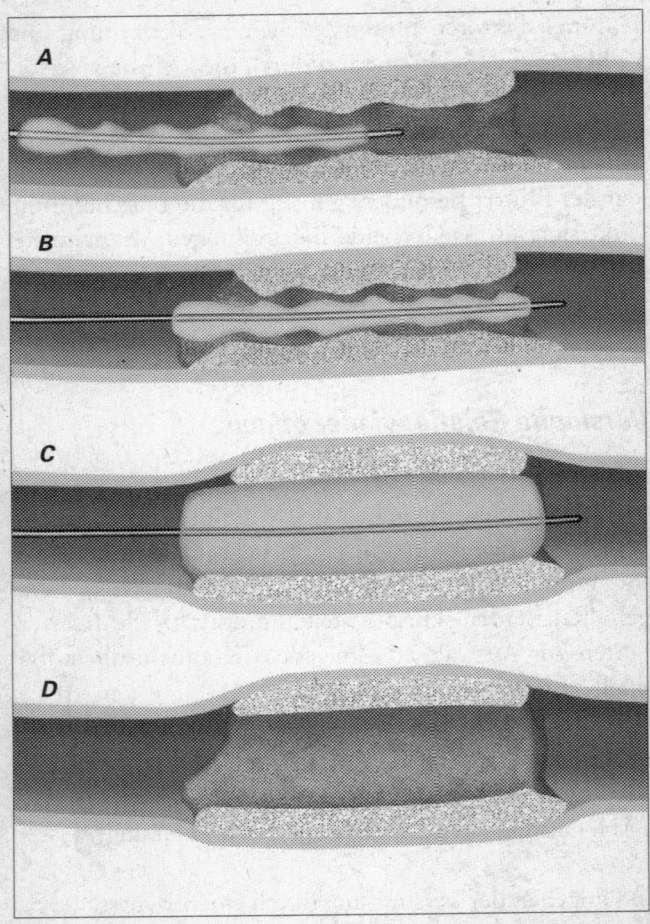

Abb. 7: Aufdehnen des verstopften Gefäßes an der Verkalkungsstelle mit einem Ballon-Katheter.

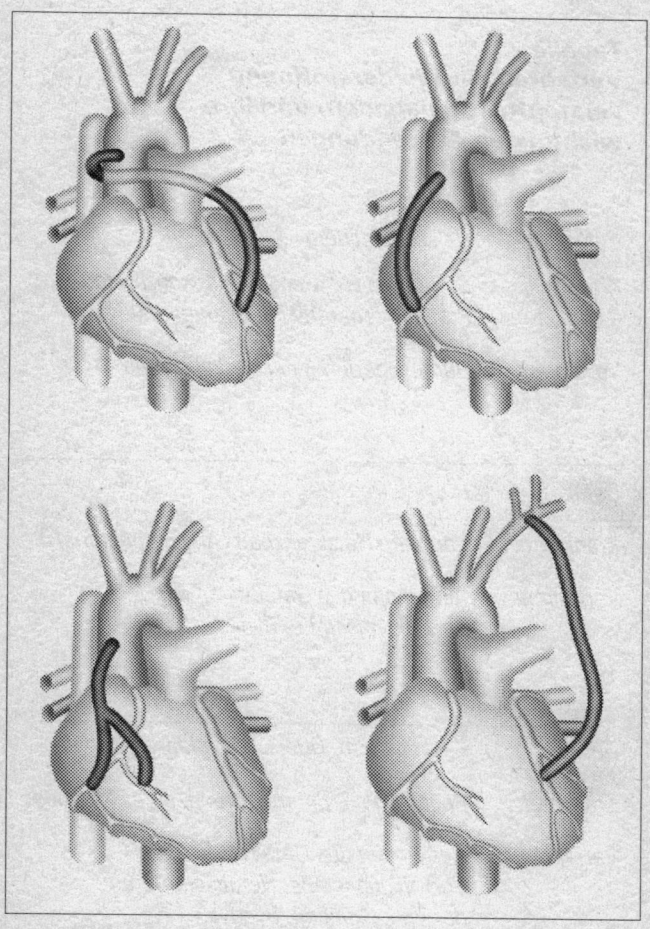

Abb. 8: Durch eine Bypass-Operation, z. B. an den Herzkranzgefäßen, kann das Blut an einer Verstopfung vorbeigeleitet werden.

Tabelle 2:
Verfahren zur Wiedereröffnung
verstopfter Schlagadern und ihre
wichtigsten Anwendungen

Gefäß: Halsschlagadern

Krankheit: Störungen von Gedächtnis, Konzentration,
              Psyche, Vegetativum; Schlaganfall

Verfahren: Herausoperieren der Verkalkungen

Gefäß: Herzkranzgefäße

Krankheit: Koronare Herzkrankheit (Angina pectoris)

Verfahren: Aufdehnen des Gefäßes an der
              Verkalkungsstelle, Bypass

Gefäß: Beckenadern, Oberschenkeladern

Krankheit: Raucherbein, Potenzstörungen des Mannes

Verfahren: Aufdehnen des Gefäßes an der
              Verkalkungsstelle, Herausoperieren
              der Verkalkungen, Bypass

Welches Verfahren zur Wiedereröffnung einer verstopften Ader im Einzelfall angewandt werden sollte, hängt davon ab, wo sich die Verkalkung befindet, wie schwerwiegend sie ist, ob mehrere Schlagadern betroffen sind, usw. Die Tabelle 2 zeigt im Überblick die drei genannten Verfahren sowie ihre Anwendung bei wichtigen Gefäßverengungen.

Auch wenn durch die durchblutungsfördernden Arzneimittel und die modernen Verfahren zur Gefäßwiedereröffnung den Betroffenen in vielen Fällen entscheidend geholfen werden kann: die Arteriosklerose kann nur zum Stillstand kommen, wenn die Ursachen der Krankheitsentstehung konsequent ausgeschaltet werden. Wirken die Gefäßgifte weiter auf die Schlagadern, so verschließen sie sich nach kurzer Zeit von neuem, meist sogar an derselben Stelle, die durch Aufdehnung oder Gefäßoperation wieder durchgängig gemacht wurde. Deshalb ist die Umstellung der Lebensgewohnheiten der wichtigste Schritt zu einer langfristigen Gesundung des Organismus.

II Durchblutung ist Leben

„Durchblutung ist Leben!" Dieser Satz gilt ohne Einschränkung für die höheren Tiere und den Menschen. Wird ein Organ nicht mehr ausreichend mit Blut versorgt, wird seine biologische Funktion schnell gestört. Die ersten Alarmsymptome einer Mangeldurchblutung sind bei der Beinmuskulatur und beim Herzen der Schmerz. Dieser ist umso stärker, je ausgeprägter der Energiemangel der Muskelzellen ist. Das Gehirn und die Sinnesorgane sind besonders empfindlich gegenüber einer Unterbrechung des Blutflusses; die Symptome treten nach kurzer Zeit auf.

Gedächtnis und Konzentration

Im Denken, Wahrnehmen und Fühlen erleben wir bewußt die Welt. Vergangene Erlebnisse werden uns im Erinnern wieder gegenwärtig. Wir suchen für eine komplizierte Aufgabe eine entsprechende Lösung. Wir erinnern uns an den Inhalt eines gelesenen Buches oder Zeitungsartikels. In der Beziehung zu einem anderen Menschen empfinden wir bestimmte Gefühle und wecken durch unser Verhalten Gefühle in unserem Gegenüber. Wir nehmen neue Informationen aus der Umwelt auf und vergleichen diese mit unseren bisherigen Erfahrungen. Die organische Grundlage für unser bewußtes seelisch-geistiges Erleben sind hochkomplexe biologische, biochemische und biophysikalische Vorgänge in den Zellen des Gehirns und der Sinnesorgane.

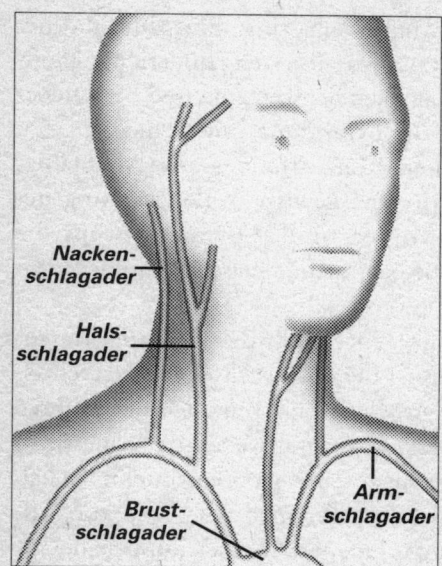

Nacken-
schlagader

Hals-
schlagader

Arm-
schlagader

Brust-
schlagader

Abb. 9:
Über die zwei Hals-
schlagadern und die
zwei Nackenschlag-
adern erhält das
Gehirn ständig
15 Prozent des
gesamten vom Herzen
kommenden, sauer-
stoffreichen Blutes.

Um ihre Funktionen in jedem Augenblick voll zu erfüllen, benötigen die Nerven- und Sinneszellen extrem viel
Energie. Damit dieser hohe Energiebedarf immer optimal gedeckt wird, erhält das Gehirn über vier große
Schlagadern (linke und rechte Hals- und Nackenschlag-
ader) ständig 15 Prozent des gesamten vom Herzen kommenden, sauerstoffreichen Blutes. Die vier Schlagadern
schließen sich im Gehirn zu einem kommunizierenden
Gefäßsystem zusammen, wodurch die größtmögliche
Sicherheit für eine ausreichende und gleichmäßige Blutversorgung des Gehirns erreicht wird.

Beschwerden aufgrund einer Mangeldurchblutung des Gehirns sind in den industrialisierten Ländern ein häufiges Krankheitsbild. Je nach Schweregrad und betroffener Gehirnregion sind die Symptome unterschiedlich. Zu Beginn stehen leichtere Konzentrations- und Merkfähigkeitsstörungen sowie eine gewisse Verlangsamung der Denkprozesse im Vordergrund. Oft merken nur die Betroffenen selbst die beginnende Leistungsminderung.

In diesen Frühstadien einer chronischen Mangeldurchblutung des Gehirns ist der Stoffwechsel von Nervenzellen bereits vermindert. Einige Nervenzellen haben ihren normalen Funktionsstoffwechsel wegen des Sauerstoff- und Energiemangels sogar schon ganz eingestellt. Sie halten sich jetzt mit einem sehr niedrigen Strukturstoffwechsel bei geringstem Energieverbrauch am Leben.

Wird die Blutversorgung des Gehirns verbessert bzw. normalisiert, so können sich die betroffenen Nervenzellen erholen. Die ursprüngliche geistige Leistungsfähigkeit kehrt dann im günstigsten Fall vollständig zurück. Dauert die Mangeldurchblutung allerdings an, so sterben zunehmend Nervenzellen ab; die Leistungsminderung schreitet zur manifesten Krankheit voran. Bald bemerken auch Arbeitskollegen und Familienmitglieder den Abbau der geistigen Fähigkeiten. Später bereiten sogar normale Alltagstätigkeiten wie Einkaufen, Freunde zum Abendessen einladen, Behördenkorrespondenz usw.

Schwierigkeiten. Endpunkt einer langjährigen schweren Mangeldurchblutung des Gehirns ist die Pflegebedürftigkeit bei einem vollständigen Verfall der geistigen Fähigkeiten.

Auch die Psyche leidet

Der Verfall der Konzentrationsfähigkeit und Gedächtnisleistungen ist nicht das einzige Symptom bei einer Durchblutungsstörung des Gehirns. Auch die Psyche und das Vegetativum sind in Mitleidenschaft gezogen. So kann es zu psychischer Gereiztheit, zu Depressionen bis hin zu Wesensänderungen kommen, wenn bestimmte Gehirnregionen nicht mehr ausreichend durchblutet werden. Nicht selten findet sich eine mehr oder weniger ausgeprägte Affektlabilität: bereits alltägliche Belastungen führen zu starken, der Situation nicht angemessenen Emotionen und psychischer Überforderung.

Von nicht minderer Bedeutung für den Gesundheitszustand sind die Störungen im Vegetativum, die bei vielen Durchblutungsstörungen des Gehirns zu Beginn sogar im Vordergrund stehen. Diese Beschwerden können sehr unterschiedlich sein, und nicht immer ist der Zusammenhang mit einer Mangeldurchblutung des Gehirns und der Sinnesorgane offensichtlich. Am häufigsten treten Schwindel, Ohrgeräusche, Mißempfindungen und Kribbeln in den Gliedmaßen, Abgeschlagenheit, diffuser Kopfdruck, Kältegefühl, Frieren und Störungen des Schlaf-Wach-Rhythmus auf. Die Tabelle 3 faßt die wichtigsten Beschwerden, die bei Mangeldurchblutung des Gehirns und der Sinnesorgane auftreten, nach den drei Funktionsbereichen: geistige Leistungsfähigkeit, Psyche, Vegetativum zusammen und nennt typische Alltagssituationen zu den entsprechenden Störungen.

Tabelle 3:
Symptome bei Mangeldurchblutung von Gehirn und Sinnesorganen und deren Erscheinungsformen im Alltagsleben

Störung der Psyche:
Überforderung des Gefühlslebens, psychische Gereiztheit, Persönlichkeitsveränderungen.

Alltagsbeschwerden:
Im Vergleich zu früher: Der Betroffene bekommt leichter eine Wut, ist nervöser, Kleinigkeiten bringen ihn aus der Ruhe, ärgert sich häufig über „die Fliege an der Wand", hat öfter Angst, befürchtet, daß die Fähigkeiten (Gedächtnis, Konzentration) weiter nachlassen.

Störung der geistigen Leistungsfähigkeit:
Abfall von Konzentration und Gedächtnis,
Verlangsamung des Denkens.

Alltagsbeschwerden:
Im Vergleich zu früher: Der an Durchblutungsstörungen
Leidende vergißt Namen öfter, benutzt häufiger einen
Notizzettel, damit er nichts vergißt, kann nicht mehr so
lange fernsehen, muß beim Zusammenzählen noch einmal nachrechnen, kann nicht mehr so lange lesen, hat
Schwierigkeiten, sich beim Kartenspielen die Karten zu
merken, wird von Angehörigen auf vergessene Dinge
aufmerksam gemacht, kann nicht mehr so schnell
umschalten, begreift manches langsamer.

Störung des Vegetativums:
Störungen des Schlaf-Wach-Rhythmus, der Gefäß- und
Kreislaufregulation, des Gleichgewichtssinns etc.

Alltagsbeschwerden:
Der Betroffene schläft schlecht ein, schläft unruhig,
wacht zu früh auf, ist unausgeschlafen, hat Ohrensausen, hat öfter ein Kälte- oder Wärmegefühl in der Stirn-
gegend, hat morgens einen trockenen Mund, hört
schwerer, hat beim Bücken Schwindelgefühle, hat öfter
einen benommenen Kopf bzw. ein dumpfes Gefühl im
und um den Kopf.

Schnelles Denken, intensives Wahrnehmen, gutes Erinnern

Wird die Mangeldurchblutung durch eine erfolgreiche Behandlung behoben, können sich die geschädigten Nervenzellen erholen. Das Blut bringt, weil es nun besser in den kleinsten Versorgungsgefäßen fließen kann, wieder mehr Sauerstoff und Nährstoffe zu den Zellen und schafft biochemische Abfallstoffe weg. Die Nervenzellen können darauf die Zellatmung und damit die Energiegewinnung sowie den Stoffwechsel steigern. Ist das Gehirn wieder optimal durchblutet, verbessern sich mehr und mehr die geistigen, psychischen und vegetativen Funktionen. Der Mensch nimmt Informationen seiner Umwelt schneller auf und kann mehr Informationen im Gedächtnis abspeichern.

Eine Verbesserung der Durchblutung ist besonders dann wichtig, wenn die Gefahr eines Schlaganfalls bzw. Hirnschlages besteht. Ein Schlaganfall ereignet sich dann, wenn die Nervenzellen im Gehirn unter so extremem Sauerstoffmangel leiden, daß die Energiegewinnung vollständig zusammenbricht und die Zellen auch einen minimalsten Stoffwechsel nicht mehr aufrechterhalten können. Die häufigsten Symptome des Schlaganfalls sind Lähmungen, Taubheit in bestimmten Körperbereichen, Ausfälle der Sprache oder des Sehens.

In der Nachsorge nach einem Schlaganfall ist die Mangeldurchblutung des Gehirns und der Sinnesorgane ein ständiges Problem. Die unversehrten Nervenzellen müssen nun die Aufgaben der Zellen, die durch den Hirnschlag abgestorben sind, übernehmen. In dem Maße wie das gelingt, kann der Betroffene seine verlorengegangenen Fähigkeiten wiedererlangen. Doch können die unversehrten Nervenzellen nur dann mehr Leistung erbringen, wenn sie ausreichend mit Blut und Sauerstoff versorgt sind. Deshalb müssen, gerade bei bestehender Gefährdung oder in der Nachsorge eines Schlaganfalls beste Durchblutungsverhältnisse für das Gehirn geschaffen werden.

Ohrgeräusche, Hörminderung

Durchblutungsstörungen des Innenohres, der Gehörnerven und bestimmter Gehirnregionen können zu zwei weitverbreiteten Gehörleiden führen: zu Ohrgeräuschen bzw. Ohrensausen und zu einer Verminderung des Hörvermögens. Oft treten beide Gehörleiden sogar zusammen auf. Zum Beispiel war Ludwig van Beethoven (1770 - 1827) nicht nur fast vollständig taub, sondern er litt auch schwer unter quälendem Ohrensausen - „nur meine Ohren, die sausen und brausen Tag und Nacht fort, ich kann sagen, ich bringe mein Leben elend zu". Ähnlich

erging es Friedrich Smetana (1824 - 1884), der große
Teile seines Vermögens für die Behandlung seiner Taubheit und der zermürbenden Ohrgeräusche ausgab.

Ohrgeräusche, Ohrensausen, Ohrenklingeln und ähnli-
che Beschreibungen von Geräuschen in den Ohren und
im Kopf werden in der medizinischen Fachsprache „Tin-
nitus" genannt (Lat. tinnire = klingeln). Man vermutet,
daß die Ohrgeräusche durch Fehlerregungen von Sinneszellen im Innenohr oder von Nervenzellen im Gehörnerv
und im Gehirn entstehen. Diese Fehlerregungen sind wie
falsche Signale, die von gestörten Sinnes- oder Nervenzellen gebildet werden. Ist eine derartige Fehlinformation
erst einmal entstanden, wird sie auf dem normalen Weg
weitergeleitet und im Gehirn verarbeitet. So kommt es,
daß unter Ohrgeräuschen Leidende belästigende Gehör-
wahrnehmungen haben, obwohl in Wirklichkeit kein
Schall existiert.

Zu Fehlerregungen in den Nerven- und Sinneszellen
kommt es, wenn die Zellen geschädigt werden. An erster
Stelle sind Energiemangel und Stoffwechselstörungen
der Gehör- und Nervenzellen für die Schädigungen verantwortlich. Als häufigste Ursache für Ohrgeräusche
werden daher Durchblutungsstörungen zusammen mit
Bluthochdruck, Fettstoffwechselstörungen und Diabetes
angesehen. Seltener sind andere Krankheiten, wie Entzündungen, Gerinnungsstörungen oder allergische Reak-

tionen, sehr starke Beschallung sowie Einwirkung von Stoffen, z. B. Alkohol, Nikotin und bestimmten Antibiotika, der Grund für die belästigenden Geräuschwahrnehmungen.

Die Therapie der Ohrgeräusche besteht daher, wie bei allen Durchblutungsstörungen, in einer gesunden Lebensweise und Vermeidung von Gefäßgiften. Eine ausgewogene Ernährung, Vermeidung von Streß, sanfte, gleichmäßige Bewegung, Aufgeben des Rauchens sowie Kontrolle der Blutdruck-, Blutzucker- und Blutfettwerte durch den Arzt sind die wichtigsten Schritte bei der Vorbeugung und Behandlung von Mangeldurchblutungen. Zusätzlich werden die oben beschriebenen durchblutungsfördernden Arzneimittel eingenommen. Sie machen die roten Blutkörperchen weich und beweglich und verbessern dadurch die Sauerstoffabgabe an die Gehörzellen im Innenohr sowie an die Nervenzellen des Gehörnervs und im Gehirn. Weiterhin sollen sie der Verklumpung der roten Blutkörperchen und der Blutplättchen sowie der Blutgerinnung entgegenwirken und das Blutplasma dünnflüssiger machen.

Beruhigungsmittel zur Dämpfung der Fehlerregungen der Zellen sollten nach Möglichkeit vermieden werden. Sie unterdrücken nicht nur die Aktivität der gestörten, sondern aller Nerven- und Sinneszellen. Dies führt zu einer Verlangsamung der Denkprozesse, der psychischen

Reaktionsgeschwindigkeit und der Wahrnehmungsvorgänge. Weiterhin besteht bei Einnahme von Beruhigungsmitteln die Gefahr der Dosissteigerung und Entwicklung einer Tablettenabhängigkeit. Ohne gesundheitliche Risiken kann dagegen versucht werden, die Ohrgeräusche durch spezielle technische Geräte (Hörgeräte, Tinnitus-Instrument, Tinnitus-Masker) zu verdecken. Hilfreich ist auch jede Art von Entspannungstraining, wie autogenes Training oder Biofeedback.

In vielen Fällen ist mit den Ohrgeräuschen eine Verschlechterung des Hörvermögens verbunden. Die Ohrgeräusche können sich sozusagen als Vorboten schon einige Zeit vor dem Beginn der Hörverminderung bemerkbar machen. Aber auch die umgekehrte Reihenfolge, daß sich zuerst die Hörverminderung ausbildet und später Ohrgeräusche hinzukommen, ist nicht ungewöhnlich. Eine Hörverminderung läßt sich in den meisten Fällen genau diagnostizieren. Der Hals-Nasen-Ohren-Arzt kann exakt bestimmen, wo die Störung liegen muß, welche Tonhöhen vermindert wahrgenommen werden und wie der Schweregrad des Ausfalls ist. Dementsprechend läßt sich auch der Krankheitsverlauf bei Hörverminderung besser kontrollieren als bei Ohrgeräuschen. Für die Ursachen und Behandlung der beiden Formen von Hörstörungen gelten die gleichen, oben genannten Grundsätze.

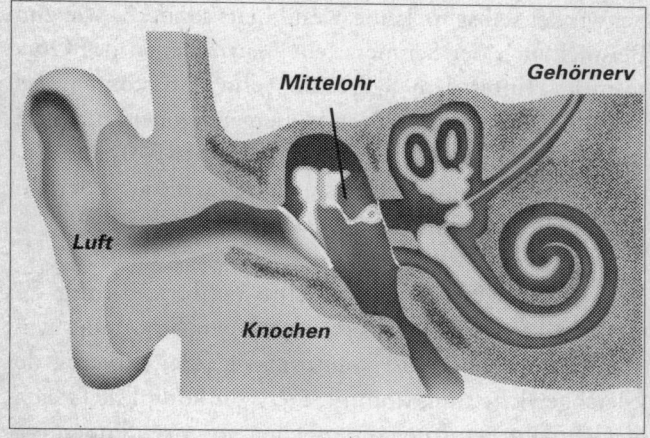

Abb. 10: Durchblutungsstörungen des Innenohres, des Gehörnervs und des Gehirns können zu Ohrgeräuschen führen.

Schwindel

Schwindel ist das in der Praxis des Allgemeinarztes am häufigsten auftretende Beschwerdebild. Unter Schwindel werden alle unangenehmen Empfindungen, die in Zusammenhang mit Störungen der räumlichen Orientierung auftreten, verstanden. Die Beschwerden reichen von Drehempfindungen, Lift- oder Schwankgefühl, Gangunsicherheit und Fallneigung bis zu Schwarzwerden vor den Augen, Übelkeit, Brechreiz und unklaren Kopfschmerzen.

Schwindel selbst ist keine Krankheit, sondern, wie zum Beispiel auch der Schmerz, ein Alarmzeichen des Organismus. Hinter dem Symptom Schwindel können sich eine Reihe von Krankheiten verbergen, wobei Durchblutungsstörungen der verschiedenen Sinnesorgane und Gehirnregionen die wichtigste Ursache, insbesondere für chronische Schwindelbeschwerden, sind.

Schwindel wird heute als eine Fehlermeldung des Gehirns verstanden. Das Alarmzeichen Schwindel wird vom Gehirn ausgelöst, wenn es zu einer Störung des Gleichgewichtssinns kommt. Der sehr komplexe Gleichgewichtssinn wird im wesentlichen von drei Sinnesorganen sowie bestimmten Gehirnstrukturen gebildet:

- Im Innenohr werden von den Bogengängen Beschleunigungen und Drehbewegungen registriert. Daneben liegen die Vorhofsäckchen mit den Ohrsteinchen, die die Schwerkraft wahrnehmen. Schließlich trägt auch der Gehörsinn mit zur räumlichen Orientierung bei.

- Der Sehsinn liefert weitreichende Informationen über die Gegenstände und den eigenen Körper im Raum.

- Der Tiefensinn und der Tastsinn in den Muskeln, Sehnen und Gelenken senden Meldungen über die Stellung der einzelnen Gliedmaßen an das Gehirn.

- Im Hirnstamm und im Kleinhirn liegen spezielle Nervenzellen, die die Informationen aus den Sinnesorganen über Lage und Bewegung des Körpers im Raum verarbeiten und entsprechende Impulse an andere Gehirnregionen und Muskeln senden.

Erkrankt eines der genannten Sinnesorgane, gelangen widersprüchliche Informationen an die Nervenzellen im Hirnstamm; wenn die Störung im Gleichgewichtszentrum des Gehirns selbst liegt, werden die eintreffenden Informationen dort falsch verarbeitet. Es entsteht also eine regelrechte Verwirrung im Hirnstamm, die in der Sprache der Informatiker als „Datenkonflikt" bezeichnet würde. Dieser Verwirrtheitszustand im Gleichgewichtszentrum wird an die Hirnrinde und an vegetative Nervenstrukturen gemeldet, die darauf mit dem Schwindelgefühl reagieren. Der Organismus erhält also ein Alarmsignal, das ihn auf eine Störung im Gleichgewichtssinn hinweist (Abb. 11).

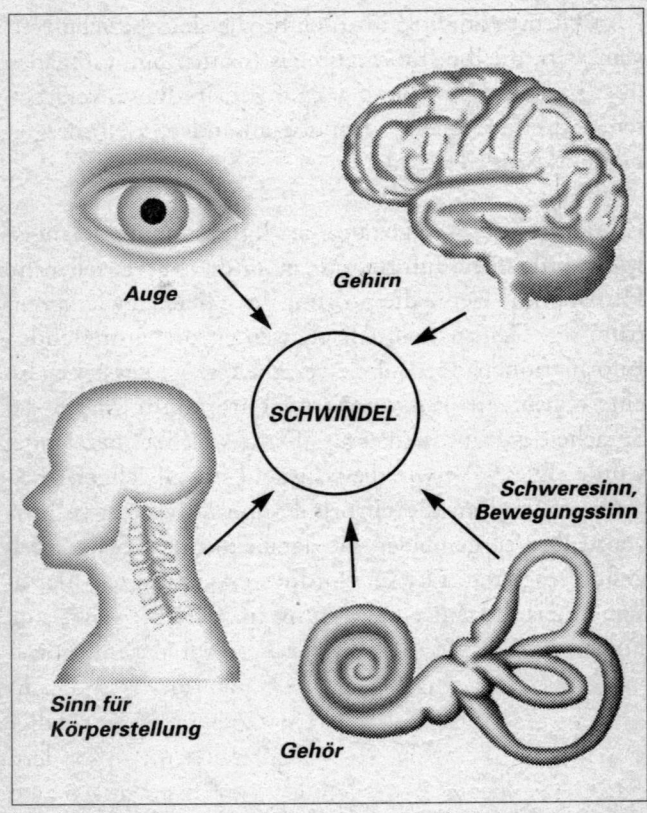

Abb. 11: Schwindel ist eine Fehlermeldung des Gehirns; Schwindel entsteht, wenn die Sinnesorgane widersprüchliche Informationen über die Lage und Bewegung des Körpers im Raum an das Gehirn melden oder wenn das Gehirn selbst gestört ist und die stimmigen Informationen der Sinnesorgane falsch verarbeitet.

Folgende Krankheiten sind häufig für akute und chronische Schwindelbeschwerden verantwortlich:

- Mittelohrerkrankungen, insbesondere Entzündungen und Verletzungen;

- Innenohrerkrankungen, insbesondere Durchblutungsstörungen, Entzündungen, Verletzungen, Menièresche Erkrankung;

- Erkrankungen des Gleichgewichtsnervs, insbesondere Durchblutungsstörungen, Entzündungen, Verletzungen, zum Beispiel bei Schädelbasisbrüchen, Tumoren;

- Erkrankungen des Hirnstammes, insbesondere umschriebene Durchblutungsstörungen, Tumoren, Entzündungen.

Aufgrund der Gefäßversorgung ist bei Durchblutungsstörungen des Hirnstammes meist nicht nur das Gleichgewichtszentrum betroffen. Der Schwindel tritt daher häufig nicht als einziges Krankheitszeichen auf, sondern wird von anderen Beschwerden, wie Sehstörungen und Ohrensausen, begleitet. Nicht selten wird der Schwindel auch von Konzentrationsstörungen und psychischer Gereiztheit begleitet, wenn die Durchblutungsstörungen mehrere Hirnregionen betreffen.

Die Therapie von Schwindelbeschwerden besteht in den meisten Fällen aus einer Übungsbehandlung und einer medikamentösen Behandlung. Durch die Übungsbehandlung soll der Gleichgewichtssinn trainiert und an die veränderte Situation angepaßt werden. Auch im täglichen Leben wird der Gleichgewichtssinn ständig geübt, nur geschieht dies gleichsam von selbst durch unsere normalen Alltagsaktivitäten. Wissenschaftler der NASA konnten zeigen, daß nach 7 Tagen Bettruhe der Gleichgewichtssinn erheblich gestört war. Eine lange Ruhigstellung sollte daher bei Schwindel unbedingt vermieden werden. Statt dessen sollte der Gleichgewichtssinn durch spezielle Übungen gezielt gefordert werden, so daß das Gehirn sich schneller auf die neuen Koordinaten einstellen und die ankommenden Informationen wieder richtig verarbeiten kann.

Bei der Behandlung des Schwindels mit Arzneimitteln stehen im Vordergrund:

- Medikamentöse Unterdrückung der Schwindelbeschwerden, um den Kranken zu reaktivieren und eine Übungsbehandlung zu ermöglichen. Zur Verwendung gelangen Beruhigungsmittel und Medikamente gegen Übelkeit. Da diese Arzneimittel das Gehirn aber insgesamt dämpfen und langfristig schädigen, sollten sie nur kurzfristig und unter ärztlicher Anleitung eingenommen werden;

- Gabe von durchblutungsfördernden Arzneimitteln, um die Versorgung der Fühlorgane im Innenohr, des Gleichgewichtsnervs und des Gehirns mit Sauerstoff und Nährstoffen zu verbessern.

Da Schwindelbeschwerden auf eine Störung des Gleichgewichtssinns hinweisen und für den Organismus eine erhebliche Beeinträchtigung darstellen, ist im Straßenverkehr besondere Vorsicht geboten.

Kopfschmerz

Eine Krankheit, die häufig mit schwindelähnlichen Beschwerden einhergeht, sind die Migräne bzw. die migräneartigen Kopfschmerzen. Auch hier handelt es sich im weitesten Sinne um Durchblutungsstörungen, obwohl das Krankheitsgeschehen anders verläuft als bei den Schlagaderverstopfungen durch Arterienverkalkung. Aus noch ungeklärten Gründen werden körpereigene, stark gefäßverengende Stoffe in das Blut freigesetzt. Es kommt zu einer Verkrampfung von Hirngefäßen, die sich später wieder löst und in eine schlaffe Gefäßweitstellung übergeht (Abb. 12). In diesem Stadium sind die Hirngefäße zu durchlässig, so daß extrem viel Blutplasma in die Zellzwischenräume des Gehirns und der Hirnhäute austritt. Die Folge sind ein Stau von Gewebswasser und eine ausgeprägte Gewebsschwellung.

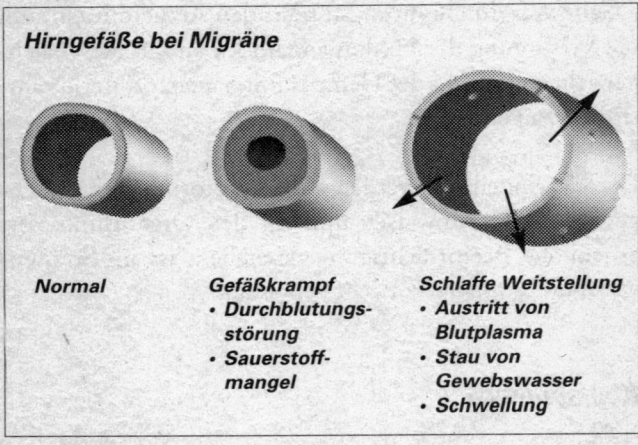

Hirngefäße bei Migräne

Normal

Gefäßkrampf
- **Durchblutungsstörung**
- **Sauerstoffmangel**

Schlaffe Weitstellung
- **Austritt von Blutplasma**
- **Stau von Gewebswasser**
- **Schwellung**

Abb. 12: Bei der Migräne kommt es zu einer Verkrampfung von Hirngefäßen, gefolgt von einer schlaffen Gefäßweitstellung.

Bei der Migräne ist neben dem Schwindel und der Übelkeit insbesondere der Kopfschmerz das Alarmzeichen, das den Organismus auf eine Störung hinweist. Die medikamentöse Behandlung ist in erster Linie symptomatisch: Unterdrückung der Kopfschmerzen und der Übelkeit. Zum Teil werden in der Phase der schlaffen Gefäßweitstellung auch gefäßverengende Medikamente eingesetzt. Lindernde Wirkungen können durchblutungsfördernde Arzneimittel haben, die zusätzlich den Gefäßtonus günstig beeinflussen und die Gefäße abdichten.

Raucherbein

Mit Schmerzen beim angestrengten Gehen fängt es in der Regel an. Sie sind der erste deutliche Hinweis darauf, daß die Beinmuskeln nicht mehr ausreichend Blut und Sauerstoff erhalten. Schreitet die Verengung der Becken- und Beinschlagadern weiter voran und gelangt dadurch immer weniger Blut in die erkrankte Gliedmaße, wird die Strecke, die der Betroffene zu Fuß zurücklegen kann, mit der Zeit kürzer. Er muß beim Gehen häufiger kleine Ruhepausen einlegen, damit die Beinmuskeln weniger Blut benötigen und sich wieder erholen können. Gern wird das Betrachten von Schaufenstern zum Verdecken der schmerzbedingten Ruhepause benutzt; deshalb heißt die Verstopfung der Becken- und Beinschlagadern im Volksmund auch „Schaufensterkrankheit".

Die Mediziner bezeichnen die Erkrankung als „arterielle Verschlußkrankheit der Beine". In den Spätstadien der Erkrankung ist die Durchblutung der Beinmuskulatur so unzureichend, daß die Schmerzen schon in Ruhe auftreten. Ein großes Problem sind dann die offenen Beine, große Hautgeschwüre an den Unterschenkeln, die nur sehr schwer wieder abheilen.

Verkalkungen der Becken- und Beinarterien betreffen insbesondere langjährige Raucher. Die arterielle Verschlußkrankheit der Beine wird deshalb auch noch als

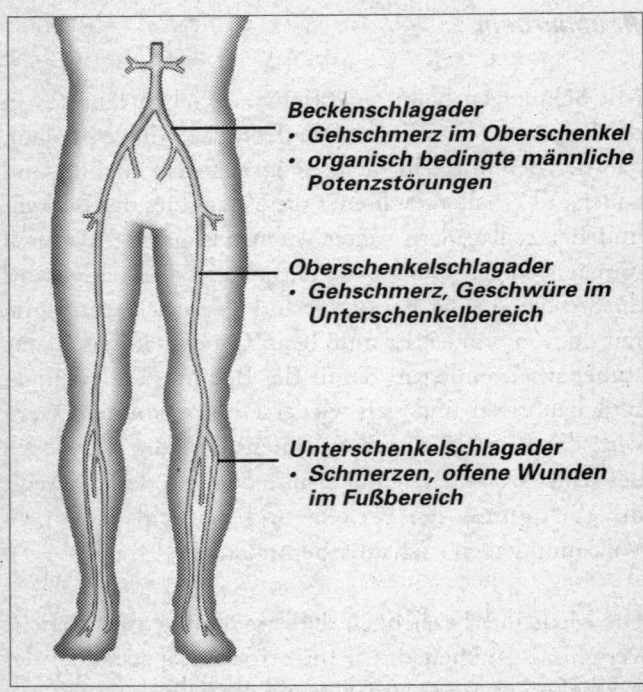

Beckenschlagader
- **Gehschmerz im Oberschenkel**
- **organisch bedingte männliche Potenzstörungen**

Oberschenkelschlagader
- **Gehschmerz, Geschwüre im Unterschenkelbereich**

Unterschenkelschlagader
- **Schmerzen, offene Wunden im Fußbereich**

Abb. 13: Nach dem Ort des Gefäßverschlusses unterscheidet man bei der arteriellen Verschlußkrankheit der Beine Beckentyp, Oberschenkeltyp und Unterschenkeltyp. Bei Mehretagenverschlüssen sind die Schlagadern der Beine an mehreren Stellen verstopft.

„Raucherbein" bezeichnet. Durch die weiblichen Hormone sind Frauen von Natur aus besser gegen Arterienverkalkung geschützt. Doch hat die Erkrankungshäufigkeit der Frauen in den letzten zwei Jahrzehnten deutlich zugenommen, da viele Frauen zur Familienplanung eine Antibabypille einnehmen und gleichzeitig Zigaretten rauchen. Der natürliche Schutz der Frau vor Arterienverkalkung wird dadurch unwirksam.

Nach dem Ort des Gefäßverschlusses unterscheidet man drei Formen der arteriellen Verschlußkrankheit der Beine (Abb. 13):

- Beim Beckentyp sind die großen Schlagadern des Beckens verengt bzw. verschlossen. Die Gehschmerzen betreffen dann meist die Oberschenkelmuskeln. Da die Geschlechtsorgane ebenfalls von den Beckenschlagadern mit Blut versorgt werden, kann ein entsprechender Gefäßverschluß beim Mann auch zu organisch bedingten Potenzstörungen führen. Neben den allgemeinen Maßnahmen der Lebensführung und der medikamentösen Behandlung bestehen beim Beckentyp vielfältige Möglichkeiten zur Wiedereröffnung der Gefäße. Je nach individuellem Krankheitsfall können die Gefäße an der Verkalkungsstelle aufgedehnt, die abgelagerten Verkalkungen herausoperiert oder die Verstopfung durch einen Bypass umgangen werden.

- Beim Oberschenkeltyp treten die Schmerzen in der Regel wiederum „eine Etage" unterhalb der Schlagaderverstopfung, d. h. im Unterschenkel auf. Auch beim

Oberschenkeltyp bieten sich oft gute Möglichkeiten, die verschlossenen Gefäße wieder zu eröffnen.

- Beim Unterschenkeltyp ist die Wiedereröffnung der Schlagadern meist sehr schwierig. Der Durchblutungsmangel zeigt sich am stärksten im Fuß, vor allem in den Zehen.

Alle drei Formen der arteriellen Verschlußkrankheit der Beine kommen etwa gleich häufig vor. Von Mehretagenverschlüssen spricht man, wenn bei einer Gliedmaße an mehreren Stellen Kalkablagerungen die Schlagadern einengen.

Wenn es rechtzeitig gelingt, die Gefäßgifte, die zur Arterienverkalkung geführt haben, zu meiden, kann die Verschlußkrankheit der Beine im günstigsten Fall zum Stillstand gebracht werden. Kleinere Seitenäste der Schlagadern erweitern sich dann mit der Zeit und bilden sogenannte Umgehungs- bzw. Kollateralkreisläufe. Durch diese Art von Selbstheilung des Organismus wird die Versorgung der Beinmuskeln mit Blut auf natürliche Weise verbessert. Eine chirurgische Behandlung zur Gefäßwiedereröffnung kann so durch Umstellung auf eine gesunde Lebensweise vermieden werden.

Zu den natürlichen Behandlungsformen der arteriellen Verschlußkrankheit der Beine zählt auch das Gehtraining.

In einer Gefäßsportgruppe können unter fachlicher Anleitung eines speziell ausgebildeten Krankengymnasten zwei- bis dreimal in der Woche Übungsbehandlungen durchgeführt werden. Durch das Gehtraining werden die Blutverteilung in den Beinmuskeln verbessert und die Bildung von natürlichen Umgehungskreisläufen durch Kollateralen angeregt. Gehtraining darf nicht mehr unternommen werden, wenn die Verschlußkrankheit zu weit fortgeschritten ist. Auch wenn gleichzeitig eine Erkrankung der Herzkranzgefäße vorliegt, ist die Teilnahme an einem Gehtraining untersagt, da die körperliche Belastung die Blutversorgung des Herzens überfordern könnte.

In einer nicht geringen Zahl der Fälle von arterieller Verschlußkrankheit der Beine liegt gleichzeitig eine Durchblutungsstörung des Herzens, eine koronare Herzkrankheit, vor. Der Grund für das gleichzeitige Auftreten ist, wie eingangs erläutert, daß die Arteriosklerose alle Schlagadern mehr oder weniger befällt. Deshalb müssen, wenn eine Schlagader erst einmal erkrankt ist, alle Gefäße in regelmäßigen Abständen sorgsam vom Arzt untersucht werden. Eine Erkrankung der Herzkranzgefäße kann auch einer Wiedereröffnung der verstopften Beinschlagadern im Wege stehen, wenn eine Narkose wegen der Durchblutungsstörung des Herzens nicht durchgeführt werden darf.

Eine Herzkranzgefäßverengung kann zu Angina pectoris, Herzinfarkt, Herzmuskelschwäche und Herzrhythmusstörungen führen. Für die Behandlung der koronaren Herzkrankheit gelten die gleichen Grundsätze wie bei der arteriellen Verschlußkrankheit der Beine. Darüber hinaus stehen Arzneimittel zur Verfügung, mit denen der Rhythmus stabilisiert und der Sauerstoffverbrauch des Herzens gesenkt werden können.

III Arzneimittel zur Förderung der Durchblutung

Rote Blutkörperchen

Bestimmte Arzneimittel (Rheologika) schützen die roten Blutkörperchen (Erythrocyten) vor Versteifung und Klumpenbildung. Rheologika verbessern die Beweglichkeit und die Fließeigenschaften der roten Blutkörperchen. Die roten Blutkörperchen können so auch durch die kleinsten Versorgungsgefäße fließen, ohne diese zu verstopfen. Das Blut bringt so die lebenswichtigen Energiestoffe in alle Gewebe und transportiert Abfallprodukte weg. Insbesondere die Abgabe des Sauerstoffs vom Blut an Nerven-, Sinnes- und Muskelzellen wird gefördert. Nur wenn die roten Blutkörperchen hochbeweglich sind, können sie den geladenen Sauerstoff richtig freisetzen.

Blutplättchen

Einen günstigen Einfluß auf die Durchblutung haben weiterhin Arzneimittel, die die Blutplättchen vor Überreizung und krankhaftem Verkleben schützen (sog. Thrombozyten-Aggregationshemmer). Die kleinsten Gefäße bleiben so besser durchgängig für die Versorgung des Gewebes mit Sauerstoff und Energiestoffen.

Die natürliche Aufgabe der Blutplättchen (Thrombo-
zyten) ist es, bei Verletzungen der Gefäße die Löcher in
der Gefäßwand zu stopfen und zu verkleben. Man kann
sie deshalb auch als eine Art biologischen Kitt bezeichnen. Bei einer Schlagaderverstopfung lagern sich die
Blutplättchen aber ständig an den Arterienverkalkungen
ab. Die Krankheit wird dadurch sogar noch verschlim-
mert. Außerdem werden die Blutplättchen in den kleinen Versorgungsgefäßen durch plättchenaktivierende
Stoffe zur Klumpenbildung gereizt. Sie bleiben dann wie
hart gewordener Mörtel in den Abflußrohren liegen. Wo
die Blutplättchen verklumpt liegenbleiben, werden die
kleinen Versorgungsgefäße mehr und mehr verstopft.
Die Folgen sind oft schwerwiegend. So entstehen zum
Beispiel Schlaganfälle häufig, weil verklebte Blutplättchen sich in kleinen Gefäßen verkeilt haben und den
Blutstrom vollständig unterbrechen.

Blutplasma

Das Blutplasma transportiert die Nahrungsstoffe, Hormone und Abwehrzellen des Immunsystems. Es enthält
eine Vielzahl von Eiweißen, die wichtige Funktionen im
menschlichen Organismus erfüllen, zum Beispiel bei der
Immunabwehr und der Blutgerinnung. Untersuchungen
haben gezeigt, daß das Blutplasma bei Menschen mit
Arterienverkalkung zu überschießender Gerinnung neigt
und ausgesprochen zähflüssig wird. Das erschwert den

Blutfluß. Je langsamer das Blut fließt, umso zähflüssiger wird es und umso schneller gerinnt es in den kleinen Gefäßen. Bestimmte Arzneimittel senken die Zähigkeit des Plasmas. Das Blut wird dünnflüssiger; es fließt schneller und leichter durch die kleinen Gefäße.

Blutgefäße

Die Aufgabe der kleinsten Schlagadern (Arteriolen) ist die Regulation der Organdurchblutung. Die kleinen Schlagadern stellen sich wie Schleusentore weit oder eng. So bestimmen sie, wieviel Blut aus dem gesamten Kreislauf für ein Organ oder einen Muskel abgezweigt wird. Nach dem Essen fließt beispielsweise viel Blut in den Magen-Darm-Trakt, bei körperlicher Betätigung dagegen in die Muskeln, das Herz und die Lunge. Fehlregulationen der Blutgefäße können nun die Ursache von Durchblutungsstörungen sein. Ein häufiges Erscheinungsbild sind sogenannte Arterienkrämpfe (Arteriospasmen). Sie werden durch freigesetzte Plättchensubstanzen ausgelöst oder entstehen über Kalkablagerungen. Wird der Spasmus der Adern durch eine Arzneimitteltherapie gelöst, erhalten die Adern einen sanfteren Tonus und werden dadurch für das Blut wieder besser durchgängig.

Schutz der Blut-Hirn-Schranke

Die kleinsten Versorgungsgefäße im Gehirn kontrollieren genau, welche Stoffe in das Nervengewebe dürfen und welche nicht. Diese Schutzeinrichtung, die schädliche Stoffe (Toxine) von den Nervenzellen abhält, kann bei Sauerstoffmangel und Minderdurchblutung funktionsunfähig werden. Die schlimme Folge für das Gehirn: Die Blut-Hirn-Schranke wird zu durchlässig. Die Nervenzellen leiden nun nicht nur unter Sauerstoffmangel, sondern werden zusätzlich durch Toxine und Gewebswasserstau geschädigt. Bestimmte Medikamente können die Blut-Hirn-Schranke bei Mangeldurchblutung schützen und ihre Funktion als Filter- und Kontrollsystem verbessern. Dadurch wirken diese sogenannten Kapillarprotektoren dem Übertritt von großen Eiweißen und Schadstoffen in das Gehirn entgegen. Das „innere Milieu" der Nervenzellen wird verbessert.

Stoffwechsel der Nervenzellen

Der Stoffwechsel der Nervenzellen bildet die Grundlage für die hochkomplexen Leistungen des Gehirns. Von zentraler Bedeutung für alle anderen biochemischen Prozesse ist die Energiegewinnung. Gerät sie ins Stocken, so hat dies weitreichende Folgen für die betroffenen Zellen. Einziger Energieträger der Nervenzellen ist der Traubenzucker (Glukose). In der Zellatmung wird der Traubenzucker mit Sauerstoff unter Freisetzung von Energie verbrannt.

Sowohl die Glukose wie auch der Sauerstoff werden vom Blut antransportiert. Deshalb führt eine Mangeldurchblutung des Gehirns immer unmittelbar zu einer empfindlichen Störung der Energieversorgung der Nervenzellen. Die Symptome sind vielfältig: Schwindel, fortschreitende Minderung der Konzentration und Merkfähigkeit, Verlangsamung des Denkens und der Wahrnehmung, Störungen des Schlaf-Wach-Rhythmus, Abgeschlagenheit, psychische Gereiztheit, aber auch schwerwiegende definitive Schäden wie Lähmungen. Darüber hinaus gehen bestimmte Erkrankungen des Gehirns mit einer Störung des Glukosestoffwechsels einher. Vor diesem Hintergrund ist es für Ärzte von besonderem Interesse, daß sich bei Durchblutungsstörungen des Gehirns unter der Behandlung mit einigen Arzneimitteln die Aufnahme und die Verwertung von Glukose in der Nervenzelle verbessert.

Zum Thema „Sicherheit in der Therapie"

Bei allen Erfolgen, die die moderne Medizin zu verzeichnen hat, sind die Nebenwirkungen von Arzneimitteln ein sehr ernstes Problem. Oft müssen für eine in der Therapie erwünschte Wirkung zwei, drei oder noch mehr den Organismus schädigende Wirkungen in Kauf genommen werden.

Durchblutungsstörungen sollten mit modernen gutverträglichen Arzneimitteln behandelt werden. Gleichzeitig bestehende andere Leiden, wie Diabetes, Fettstoffwechselkrankheiten, Bluthochdruck, Herzrhythmusstörungen, Magen-Darm-Erkrankungen, Nervenleiden, Rheuma usw., dürfen durch die Therapie nicht ungünstig beeinflußt werden.

Arzneimittel für die Behandlung von Durchblutungsstörungen sollten ohne Nebenwirkungen auf die Blutchemie, die Blutgerinnung, den Salz- und Wasserhaushalt, die Hormone, den Zucker- und Fettstoffwechsel, das Herz-Kreislauf-System sein. Besonders wichtig für die Therapiesicherheit ist, daß ein durchblutungsförderndes Arzneimittel ohne Bedenken mit anderen Arzneimitteln zusammmen eingenommen werden kann. Arzneimittelwechselwirkungen, d. h. Nebenwirkungen oder Unverträglichkeiten einer Arzneitherapie durch Gabe eines weiteren Arzneimittels, sollten möglichst vermieden werden.

Ein besonders vielversprechender Weg bei der Entwicklung von wirksamen und unbedenklichen Arzneimitteln scheint nun die Suche in der Natur selbst zu sein. Insbesondere das Pflanzenreich bietet eine unendliche Stoffvielfalt, deren

Erforschung für therapeutische Zwecke Generationen von Wissenschaftlern beschäftigen würde. In der Pharmaforschung wird dies mehr und mehr berücksichtigt.

Behandlungsdauer

Die Sicherheit der Behandlung mit einem Arzneimittel ist besonders wichtig, weil die meisten Durchblutungskrankheiten chronisch sind, d. h. sie verlaufen über einen sehr langen Zeitraum und benötigen eine ständige Therapie über viele Jahre. Deshalb sollten moderne Arzneimittel gut verträglich und zur zeitlich unbegrenzten Dauereinnahme geeignet sein.

Besondere Sicherheit ist erforderlich, wenn die Einnahme einmal vergessen oder die Behandlung abrupt abgebrochen wird. Ein Aussetzen der Arzneimittelbehandlung sollte zu keiner akuten Verschlechterung irgendeiner Körperfunktion führen. Vielmehr sollte die Organdurchblutung auf dem verbesserten Niveau erhalten bleiben oder nur langsam absinken. Medizinische Notfälle oder kurzfristige Operationen dürfen durch durchblutungsfördernde Arzneimittel nicht negativ beeinflußt werden, denn eine verbesserte Durchblutung ist eine gute Grundlage in allen kritischen Gesundheitszuständen.

Durchblutung ist Leben!

Literaturhinweise

Weber I. et al.: Dringliche Gesundheitsprobleme der Bevölkerung in der Bundesrepublik Deutschland. Nomos Verlagsgesellschaft, Baden-Baden, 1990

Klimm H.-D.: Früherkennung und Häufigkeit der peripheren arteriellen Verschlußkrankheit in der Allgemeinpraxis. Klaus Pia Verlagsgesellschaft, Nürnberg, 1990

Huffmann G.: Möglichkeiten zur Verbesserung der Hirndurchblutung. Mk. ärztl. Fortbildung 35 (1985) 929

Scherer H.: Das Gleichgewicht. Springer-Verlag, Berlin Heidelberg New York Tokyo, 1991

Deutsche Arbeitsgemeinschaft Selbsthilfegruppen e.V.
Friedrichstraße 28, 35392 Gießen
Tel. 0641/7022478

Deutscher Diabetiker Bund e. V.
Bundesgeschäftsstelle
Danziger Weg 1, 58511 Lüdenscheid
Tel. 02331/85053

Deutsche Gesellschaft für Gefäßsport e. V.
T6, 25, 68161 Mannheim
Tel. 0621/104698

Bundeshilfeverband Schlaganfallbetroffener und
gleichartig Behinderter e. V.
Altenessener Straße 392, 45329 Essen
Tel. 0201/350021-22

Herzsportgruppen, Präventionsgruppen:
Deutsche Gesellschaft für Prävention und Rehabilitation
von Herz-Kreislaufkrankheiten e. V. (DGPR e. V.)
Rizzastraße 34, 56068 Koblenz
Tel. 0261/309231